HISTOIRE

DES

PHARMACIENS DE LORRAINE

PAR

C. HUSSON

(DE TOUL)

Président de la Société de Pharmacie de Lorraine,
Membre correspondant de l'Académie nationale de Médecine,
Membre du Conseil d'hygiène de l'arrondissement de Toul,
de la Société française d'hygiène,
Correspondant
de la Société de pharmacie, de la Société de médecine publique de Paris,
de la Société de médecine de Nancy, etc., etc.
Premier prix des Écoles de pharmacie de Strasbourg et de Nancy, etc., etc.

(Extrait du compte rendu de la Société de pharmacie de Lorraine)

NANCY

IMPRIMERIE PAUL SORDOILLET

RUE SAINT-DIZIER, 51

1882

HISTOIRE

DES

PHARMACIENS DE LORRAINE

HISTOIRE

DES

PHARMACIENS DE LORRAINE

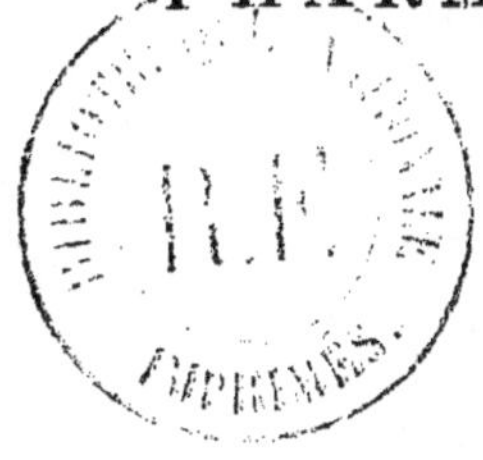

PAR

C. HUSSON

(DE TOUL)

Président de la Société de Pharmacie de Lorraine,
Membre correspondant de l'Académie nationale de Médecine,
Membre du Conseil d'hygiène de l'arrondissement de Toul,
de la Société française d'hygiène,
Correspondant
de la Société de pharmacie, de la Société de médecine publique de Paris,
de la Société de médecine de Nancy, etc., etc.
Premier prix des Écoles de pharmacie de Strasbourg et de Nancy, etc., etc.

(Extrait du compte rendu de la Société de pharmacie de Lorraine)

NANCY

IMPRIMERIE PAUL SORDOILLET

RUE SAINT-DIZIER, 51

—

1882

HISTOIRE

DES

PHARMACIENS DE LORRAINE

DEPUIS LE XVIe SIÈCLE

Par M. C. HUSSON

Président de la Société de Pharmacie de Lorraine

L'origine de la pharmacie est assez obscure; les Druides, chez les Gaulois, soignaient les maladies, récoltaient les plantes médicinales et confectionnaient eux-mêmes les médicaments.

Quand l'invasion romaine vint modifier les coutumes et le culte de nos pères, les médecins et les empiriques appliquèrent chez nous les préceptes d'Aristote et préparèrent les drogues de Galien. A côté d'eux, les moines des couvents prodiguèrent leurs soins aux lépreux et à tous les infirmes, rebuts de la société.

Plus tard les alchimistes firent leur apparition, cherchant au fond du creuset ce mythe introuvable, la pierre philosophale, mais aussi ouvrant les voies à la chimie. Le goût des épices se joignant à la soif de l'or, modifia également le commerce; sauciers, chandeliers, ciriers, confituriers se mirent à vendre des drogues avec les épices et les aromates. Empruntant à tous ces états, l'apothicaire se fit une place dans la société ; aussi devait-il s'attendre à une lutte énergique.

Parmi les épiciers, des hommes intelligents apprirent des médecins les vertus et les caractères des plantes, recherchèrent au fond des couvents les vieilles formules tenues secrètes, reçurent des alchimistes les premières notions de cuisine médicale, et se mirent à vendre, ainsi que l'indique Jean de Garlande dans son dictionnaire qui date du XIe siècle, médecines, électuaires, herbes, racines, zédoaire, gingembre, poivre, cumin, cannelle, sucre, graine de fenouille, sirop de réglisse, sanicle, cire, gomme adragante, hellébore, etc., etc.

Ce nouveau corps d'état fût-il utile à la société? a-t-il mérité toutes les railleries dont il a été accablé? c'est ce que nous allons étudier en faisant l'histoire des pharmaciens de Lorraine.

Molière n'a pas été le seul à tourner en ridicule nos vieux apothicaires; s'il a opposé maître Fleurant à maître Diafo-rus, les médecins dans les ouvrages scientifiques ne les ont pas plus ménagés. Le dictionnaire médical des sciences naturelles de Déchambre se moque agréablement de leurs maisons à pignons sur rue, de leur boutique carrée, ornée de fioles et de vases de formes toutes particulières, de leurs mortiers qui portent avec leurs noms la date de leur réception dans la maîtrise, de leur serment et même de leur costume. « Une fois la dernière épreuve subie à la satisfaction des juges, est-il dit, il ne reste plus qu'à glisser la culotte courte, à armer sa tête de la perruque à trois tours, fourrer ses pieds dans les souliers à boucles d'argent, prendre bras dessus, bras dessous le prévôt et aller avec ce grand personnage rendre une visite respectueuse au lieutenant général de police, entre les mains duquel le nouveau maître apothicaire prête le serment accoutumé. Dans certaines villes, les apothicaires précédés de musiciens et traînant à leur suite tous les animaux à lait médicinal, chèvres, ânesses, juments, conduisaient l'élève à une officine et l'installaient au comptoir. »

Les repas et les festins complétaient la fête. « Au jour que le chef-d'œuvre se porte à l'hôtel de ville doit un banquet général ou disner être donné tant aux médecins, aux apothicaires, à leurs femmes et aux veuves du dit état. »

Si on se reporte aux mœurs de l'époque, je ne trouve absolument rien de surprenant dans le portrait qui vient d'être fait du pharmacien. Ce costume particulier qu'il revêtait, ces maisons qui sont encore aujourd'hui des modèles d'architecture, ce soin qu'il donnait à tous les ustensiles nécessaires à son état, et même ces banquets qu'il avait l'habitude d'offrir aux médecins, aux maîtres en pharmacie et à leurs femmes, ne prouvent absolument que deux choses : 1° la bonne confraternité qui régnait alors parmi les apothicaires ; 2° le respect que le pharmacien avait pour sa profession, ce qui le rendait incapable des bassesses dont on l'accuse.

Non ! les vieux apothicaires des temps anciens n'étaient pas les plats valets des médecins, mettant *le nez dans la matière afin de voir si elle est loüable*, obséquieux devant leurs clients, afin de mieux tromper les pauvres malades.

M. Monal, vice-président de notre Société, ayant bien voulu me confier, pour les déchiffrer, les archives de l'ancienne maîtrise des apothicaires de Nancy, je trouverai dans ces vieux parchemins des arguments qui montreront l'apothicaire sous un jour tout différent. Les considérants qui précèdent les chartes, octroyées par les différents ducs de Lorraine, indiquent tout d'abord que ces princes regardaient les apothicaires comme des hommes rendant les plus grands services à la société.

Comme exemple, je puis prendre l'acte qui règle la maîtrise des maîtres apothicaires, jurés de Nancy, en date du 20 avril 1624.

« Comme de toutes les professions et arts dont la condition humaine a besoin, l'une des plus utiles et nécessaires est celle qui a pour son but le corps de l'homme et pour fin la santé diceluy sans laquelle tous les advantages de la nature sont sans usage ou sans contentement, aussi doit-elle estre exercée avec méthode et fidélité, autant exacte que pas une autre chose, ce qui a, depuis longue suite d'années, porté les docteurs médecins qui sont occupés des choses de l'intelligence et des ouvrages créés du ciel et les maîtres apothicaires qui sont comme les organes par lesquels se distribuent les remèdes que Dieu a mis dans la nature pour soulager les misères auxquelles la composition de nos corps, les intempéries des saisons et surtout mille accidents ne nous rendent que trop et trop forcés de subir, de rechercher les moyens d'establir leur maîtrise en cette ville de Nancy, dans laquelle par bonnes et justes loix sont réglés la dispensation des médicaments qui doivent être fournis aux malades ; mais comme jusqu'à présent, soit par la difficulté des temps, soit par autres causes moins apparentes, le dessein n'a pas eu l'effet désiré, et cependant il est nécessaire et de toute prudence que chaque communauté vive sous les règles et statuts convenables à sa profession, et quand aujourd'hui n'y ayant rien d'étably n'y approuvé par autorité souveraine ou publique, il y a danger de voir la distribution des remèdes à des gens ignorants.

Nous avons donc examiné les remontrances et propositions et nous ordonnons que les articles suivants seront les statuts et règles sous lesquels les dits apothicaires de cette ville pourront exercer leur art.

I.

Premièrement. — Que les maîtres apothicaires en considération et reconnaissance, que toutes les personnes doivent à Dieu à qui seul appartient la gloire, par ce motif continueront leurs dévotions ordinaires, et la confrérie par eux commencée sous la protection de la Très-Sainte Vierge (1), mère de Dieu, et célèbreront leur fête le jour de la Nativité, selon les articles et conditions convenus entre eux, lesquels nous approuvons et autorisons.

II.

Que tous les apothicaires qui ci-devant ont subi les examens et fait chef-d'œuvre pourront, dès aujourd'hui, tenir boutique ouverte en cette ville de Nancy, et seront réputés maîtres avec pouvoir de faire toutes les fonctions publiques et particulières de leur état.

III.

Qu'ils auront pouvoir encore de s'assembler en corps de

(1) La confrérie des apothicaires, dans les autres provinces, était sous le patronage de saint Nicolas.

communauté pour faire chaque an, en temps et lieu qu'ils jugeront à propos, élection de deux maîtres que l'on dira jurés, lesquels auront pouvoir de convoquer le corps quand il sera besoin pour adviser aux affaircs de leur maîtrise, et cette élection se fera en sorte qu'à chaque année il y soit choisi et nommé à la majorité des voix un premier juré pour un an qui sera remplacé par le second juré l'année suivante. Ce à quoi les dits maîtres procèderont sans animosité, brigue, ligue, monopole, débat tumultueux, querelle ou injure sous peine contre les infractions de privation d'estât et d'amande arbitraire.

IV.

Qu'il sera dressé à l'advenir de commun accord de tous les M[tres] docteurs en médecine de Nancy un dispensaire des remèdes tant simples que composés jugés nécessaires et convenables à la guérison des maladies qui règnent ordinairement dans le pays desquels tous les maîtres apothicaires seront tenus d'avoir en leur boutique soumis au contenant du dit catalogue ou dispensaire sauf obligation d'en tenir d'autres, s'y ensuite qu'ils l'exigent du règne de quelques maladies populaires ; il leur soit ordonné du consentement de tous les docteurs médecins.

V.

Que deux fois l'an, sçavoir à la my caresme et la my aoust par M. le Doyen des médecins et l'un des collègues ou s'il n'y vient assisté de deux de ses collègues qu'il choysira et nommera, du dit M. conseiller de la chambre de ville et des deux M[tres] jurés apothicaires en charge se fera la visitation des boutiques, drogues et remèdes tant simples que composés de chacun des dits apothicaires selon le dispensaire, ce qui se fera sans *passion ni violence*. Les dits doyens et collègues nommés par lui et jurés feront pareille visitation chez les marchands droguistes.

VII, VIII, IX, X.

Ces articles ordonnent qu'il ne sera employé que des médicaments de bonne qualité ; que les substances dangereuses seront *séparées des autres, enfermées et livrées qu'après avoir inscrit le nom et surnom des personnes.*

Les apothicaires seront tenus de faire connaître le prix d'achat et de vente au public, aux médecins et jurés qui établiront une taxe obligatoire.

En cas de contestation, l'affaire sera portée devant la juridiction ordinaire.

XI.

Il est défendu à tout apothicaire de faire aucune médecine sous les ordonnances des impiriques, alquimistes, criailleurs, cureurs et tous autres non approuvés des médecins desquels aussi est défendu d'exercer et pratiquer la médecine publiquement ou en cachette.

XII.

Les maîtres apothicaires admettront le doyen des médecins lorsqu'ils voudront faire les compositions principales nottées au dispensaire.

XIII.

Ils ne retiendront aucun apprenti qui ne soit nourri en la foi et religion catholique, apostolique et romaine et la crainte de Dieu et suffisamment instruit en la langne latine pour entendre les ordonnances des médecins. Le temps d'apprentissage est de trois ans consécutifs chez le même maître ou ailleurs du consentement du premier maître. Du quel temps passé les maîtres donneront certificats et témoignages à l'apprenti et de la suffisance de fidélité de son service pour lui valoir en temps et lieu.

XIV.

Aucun ne pourra être reçu à la maîtrise sans faire paraistre de nombre de trois années d'apprentissage, soit à Nancy ou ailleurs et de deux ans au moins de service en d'autres villes depuis son apprentissage sous des maistres des dits arts, avec certificat de sa religion, de sa probité, de mœurs, de fidélité en l'exercice des dits arts, et qu'il n'ait subi l'examen par-devant le doyen des médecins ou ceux par luy députés les jurés et autres maîtres apothicaires et fait le chef-d'œuvre comme il est pratiqué.

Après avoir été reçu à la pluralité des voix, il prêtera le serment de fidélité, et versera la somme exigée par le règlement. Les fils et gendres obtiendront des avantages pécuniaires et pourront être dispensés de quelques examens.

Une fois reçu, l'aspirant jouira de tous les droits des autres maîtres. A la suite de cette ordonnance s'en trouve une autre qui trace la marche à suivre pour les examens.

Je la résume :

Le maître et son apprenti iront trouver les maîtres jurés pour les prier de convoquer les médecins et les maîtres apothicaires.

Ceux-ci, une fois réunis, vérifieront les certificats de l'élève et lui poseront des questions générales pour s'assurer si le candidat possède les connaissances exigées.

Puis on lui présentera des drogues à examiner, et dans une *arborisation* il sera appelé à déterminer les herbes simples.

Alors on lui donnera une sorte de parrain qui l'assistera dans la confection de ses chefs-d'œuvre.

Ceux-ci sont au nombre de cinq.

Avant chaque préparation l'aspirant montrera les substances premières, qui doivent être récentes non-corrompues et d'excellente qualité.

Après cet examen, on désignera le maître chez lequel l'aspirant fera son chef-d'œuvre qui sera enfin examiné.

Les principaux chefs-d'œuvre que je trouve consignés dans les procès-verbaux d'examen sont les suivants :

PREMIER CHEF-D'ŒUVRE.

Tablettes de citro suivant Lemery.
Tablettes de Diacarthami.
Pilules aggrégatinées.
Tablettes diarrhoden abbatis.

DEUXIÈME CHEF-D'ŒUVRE.

Sirop de chicorée composé et rhubarbe.
Sirop de symphitum.
Sirop d'armoise composé.

TROISIÈME CHEF-D'ŒUVRE.

Emplâtre diachylum magnum gummitum.
Unguentum apostolorum.
Emplâtre de Vigo.
Emplâtre divin.
Emplâtre de savon.
Unguentum martiatum.

QUATRIÈME CHEF-D'ŒUVRE.

Confection d'hyacinthe.
Electuaire benedicte luscative selon Lemery.
Confection hameck.
Catholicom double.
Electuaire diacartami.

Pour 5e chef-d'œuvre, l'aspirant avait généralement des tablettes à confectionner, tablettes absorbantes, de mars ou de soufre composé.

Voici maintenant quels étaient les droits dus à la maîtrise de Nancy par les aspirants agrégés audit corps :

Pour la Confrérie	16
Pour la Maîtrise	50
Pour le sceau	8
Pour les lettres	16
Pour les Chartes	20
Total	110

Droits dus à la maîtrise pour les fils des maistres qui sont aggrégés audit corps :

Pour la Confrérie	16
Pour la Maîtrise	25
Pour le sceau	4
Pour les lettres	8
Pour les Chartes	10
Total	63

Droits dus à la Maîtrise pour les aspirants de la campagne qui sont aggrégés et ont reçu la permission dudit corps d'exercer la pharmacie dans les villes, bourgs et villages de Lorraine et à la réserve de la ville de Nancy et autres villes où il y a nombre suffisant pour former corps.

Pour la Confrérie	16
Pour la Maîtrise	50
Pour le sceau	4
Pour les lettres	8
Pour les Chartes	10
Total	88

Ces droits, une fois versés, il fallait prêter le serment entre les mains du doyen des médecins, de son collègue et des deux maîtres jurés.

Voici le texte :

Le serment des apothicaires chrétiens et craignant Dieu.

Je jure et promest devant Dieu que j'observerai de point en point ce qui s'ensuit :

Premièrement. — De tenir en la foi catholique, apostolique et romaine ;

De ne médire de nos anciens docteurs et maistres pharmaciens, de les honorer, respecter.

Item. — De ne donner aucun médicament abortif, sans l'advis du médecin.

Item. — De ne donner aucun poison n'y conseiller jamais aucun d'en donner ou prendre.

Item. — De ne *révéler à personne les maladies secrètes en traitement.*

Item. — D'exécuter de point en point les ordonnances des médecins et composition des auteurs.

Item. — De ne mettre ni triturer aucuns médicaments altérés et corrompus par avaries.

Et finalement d'exercer ma profession de pharmacien en toute fidélité et selon qu'il est requis audit art de pharmacie sans changement et altération et rabsodies des pratiques l'un de l'autre. — *Je jure de ne point attirer, n'y rechercher les pratiques de mes autres confrères.*

Telles étaient les différentes phases par lesquelles passait l'aspirant avant de recevoir le diplôme de maître qui était quelquefois un véritable chef-d'œuvre.

Une ordonnance de Charles IV de Lorraine fixait à dix le nombre des maîtres pouvant exercer à Nancy.

Voici la liste des premiers maîtres apothicaires tenant boutique en la ville de Nancy avec l'approbation de Son Altesse, l'an 1615 :

Le sieur Claude Breton, maître apothicaire à Monseigneur le cardinal Charles de Lorraine ;

Noble Claude Gaspard, maître apothicaire à Monseigneur le duc François de Lorraine ;

Le sieur Henry Didier, maître apothicaire à Nancy ;

Le sieur Hye Bouton, maître apothicaire à feu Madame de Vaudemont, la douairière;

Le sieur David Rousselle, maître apothicaire à Monseigneur le marquis de Moye;

Le sieur Jean Frésel, maître apothicaire à Nancy;

Le sieur Voirin, maître apothicaire à Monseigneur le prince de Phalsbourg ;

Le sieur Christophe Poirot, maître apothicaire à Nancy ;

Le sieur Nicolas Lambert, maître apothicaire à Nancy;

Le sieur Marc de Billau, maître apothicaire à Nancy;

Le sieur Jean Paut, maître apothicaire aux Altesses de Mesdames Douairière et Régnante.

On trouve dans le registre de la maîtrise d'autres décrets qu'il serait trop long de reproduire ; l'un établit les privilèges concédés aux fils d'apothicaires, l'autre relatif aux avantages qu'il est juste d'accorder aux veuves des maîtres.

Dans tous on remarque le soin avec lequel les princes de Lorraine montrent l'utilité des pharmaciens et la nécessité de régler leur corporation.

Un fait frappe surtout à la lecture de ces règlements; c'est l'esprit libéral qui s'y trouve.

Le bourgeois lorrain s'est toujours montré avide de liberté et a constamment défendu ses privilèges avec énergie.

Ici la Charte des apothicaires, au lieu d'être imposée par les souverains, est simplement acceptée par lui, après avoir été écrite par les maîtres réunis en corporation.

Ceux-ci nomment leurs jurés tandis qu'ailleurs c'est le prévôt qui les désigne.

La plus grande liberté est accordée aux maîtres apothicaires pour se réunir dans l'intérêt de leur profession.

Le serment exigé est digne et se prête entre les mains des maîtres jurés et non devant le représentant de l'autorité.

De tels règlements ne pouvaient produire que des maîtres instruits et consciencieux.

Voyons tout d'abord s'ils étaient capables et à la hauteur de leur mission.

Les archives de la corporation de Lorraine montrent que

les examens étaient sérieux et portaient surtout sur la pureté et la qualité des produits entrant dans la confection des chefs-d'œuvre. Pour le prouver, nous choisirons un exemple entre mille.

Le sieur Villemette, n'ayant pas le temps de stage exigé, s'était muni d'une ordonnance du Conseil d'Etat, l'autorisant à jouir des bénéfices de la démission de M. Desvillers, le dispensant de ce qui lui reste de stage à faire, mais l'obligeant néanmoins à subir les examens et les chefs-d'œuvre exigés par la Charte.

Les deux premiers examens se passent sans incident ; au troisième, à la reconnaissance des drogues, n'ayant pas répondu suffisamment, ni donné preuve de connaissances nécessaires, le candidat fut admis à se représenter pour subir le même examen quand il se croira en état d'y satisfaire.

L'ayant passé d'une manière convenable, on lui donna pour chef-d'œuvre la confection de Hameck.

Appelé à montrer les substances entrant dans la préparation, on le prie d'en fournir d'autres mieux choisies. « La casse, notamment, s'était montrée fondante, la rhubarbe n'était que médiocre, les semences n'étaient pas mondées. »

Convoqué de nouveau, les jurés, examinant le chef-d'œuvre du sieur Villemette, le déclarent mauvais : « 1° Parce qu'il n'a pas pesé la présure pour cailler son lait ainsi que la recette l'exige ;

« 2° Les coloquintes n'étaient pas exactement mondées de leurs pépins et une partie avait une couleur brune et obscure provenant de ce que les fruits ont été mal séchés et qu'ils se sont corrompus ;

« 3° Presque toutes les drogues n'étaient pas en quantité suffisante. Cependant par grâce et faveur, nous lui avons permis de rectifier dans un prochain examen. »

Cette fois les examinateurs observent « que ledit aspirant, soit par ignorance ou mauvaise foi, avait substitué à la semence de fumeterre, qui entre dans son chef-d'œuvre, une autre semence qui lui est différente tant pour la vertu que pour la figure ; les soussignés, s'étant aperçus de la supercherie et ayant demandé pourquoi il le faisait, il a répondu qu'on lui avait vendu cette semence pour celle de fumeterre et à l'instant les soussignés ont envoyé chercher la semence de fumeterre sur la propre plante, et, s'étant trouvée toute différente de celle que l'aspirant avait montrée, il a convenu qu'il ne s'était servi de cette ruse que parce qu'il n'avait pas la quantité de semence exigée par l'auteur Les soussignés ont pensé qu'il convenait qu'ils dressassent un acte de ce fait et qu'il en fût conféré à la maîtrise, à l'assistance de MM. les médecins pour qu'ils prennent les précautions qu'il leur avisera. »

L'aspirant est ajourné, pour recommencer son chef-d'œuvre qui fut enfin admis. Il dut préparer le sirop de chicorée composé ; puis, pour troisième chef-d'œuvre, l'emplâtre de Vigo composé dans lequel entrait alors l'huile de grenouille, de ver, de chamomille, d'aneth et d'aspic.

Ces produits ont été trouvés de bonne qualité.

Mais, lors de la confection, « l'on vit préparer la graisse de porc, contrairement à ce que le Codex prescrit, de piler et laver la graisse pour ensuite la liquéfier au bain-marie, ce que le dit aspirant n'a pas exécuté, s'étant contenté de la faire fondre à feu nu, dans une casserolle, ce qui peut faire contracter une âcreté nuisible de la graisse. »

En conséquence, nouvel ajournement.

A une autre épreuve, les jurés : « l'ont vu peu attentif à entretenir le feu sur le bain-marie d'huile d'aspic, d'aneth et de chamomille, car l'eau du dit bain était aussi froide exactement que l'eau de la fontaine. »

Enfin ce chef-d'œuvre étant reçu, l'aspirant entreprend, pour quatrième manipulation l'onguent mondificatif d'Ache, et pour cinquième chef-d'œuvre les tablettes de soufre.

Sorti victorieux, mais non sans difficulté, de tous ces examens, le sieur Villemette est reçu maître pour la ville de Nancy.

Ces épreuves devaient se passer avec calme et dignité, et si l'on manquait à ces règles, maîtres aussi bien qu'élèves étaient rappelés à l'ordre.

C'est ainsi que maître Simonair fut vertement réprimandé par ses confrères qui prirent à son égard la délibération suivante pendant le cours d'un examen :

« Pour éviter insultes, jurements et mouvements collériques qu'il a accoutumé de faire au corps, supportés jusqu'à présent, et pour obvier à tous les mauvais traitements que le corps a reçu avec patience, ne pouvant plus y résister, nous avons résolu d'assigner un autre lieu que l'officine de maître Simonair, et nous avons prié le sieur Bagard, doyen des médecins, de vouloir bien que l'aspirant pût achever le dit chef-d'œuvre chez lui, ce qu'il nous a gracieusement accordé, ne prétendant pas que cela pût déroger en aucune manière à nos Chartes et cela pour cette fois seulement. »

Un autre jour, c'est un aspirant grossier qui est sévèrement puni.

« Un sieur Jean-Baptiste Rambour, aspirant à la maîtrise, ayant injurié et insulté en pleine rue un maître, l'ayant traité de *j... f...* et de *b...*, et menacé de coups de bâton, le corps s'est trouvé très scandalisé et a jugé à propos de remettre le dit Rambour à trois mois pour achever le reste de son chef-d'œuvre, en outre il a été ordonné de demander excuse au corps et au sieur Divan de toutes les insultes et vivacités, ensuite il lui a été enjoint d'être plus circonspect et retenu à l'avenir et d'avoir plus de respect pour les anciens maîtres. En foy de quoy le présent a été signé à Nancy le 14 mars 1732. »

Plus tard cet élève insolent, devenu maître, dut prêter son officine pour la préparation des chefs-d'œuvre ; l'ancien maître insulté demande à ses collègues de changer le lieu des examens. Ceux-ci refusèrent, disant qu'ils avaient su autrefois faire respecter leur confrère, qu'ils le feraient encore, mais que cela ne serait pas nécessaire.

Voilà certes une nouvelle preuve de la dignité des anciens apothicaires.

Ce n'est pas seulement la difficulté des examens qui témoignent en faveur de nos vieux maîtres, leur savoir est mis en évidence par le contenu de leurs cahiers de laboratoire.

Sans doute ils n'avaient pas des notions bien étendues

en chimie, cette science était encore à l'état rudimentaire; mais ils connaissaient à merveille les caractères physiques des drogues et des plantes; aussi dans leurs expertises agissaient-ils toujours par comparaison. On en voit la preuve dans les analyses des résines de scammonée et de jalap saisies chez les épiciers que les apothicaires de Nancy furent chargés d'examiner. Ils y trouvèrent de la brique, de l'argile et toutes les impuretés qui existent ordinairement dans les drogues vendues dans ces débits illicites de médicaments.

A la fin du XVIIe siècle l'essence de citron remplaçait la benzine pour détacher; une élégante de l'époque en ayant acheté chez un épicier, perdit complètement sa robe en voulant s'en servir. Elle porta plainte et les maîtres apothicaires reconnurent que cette essence renfermait plus de moitié de son poids d'huile grasse. Le vendeur, pour se défendre, prétendit tout d'abord que le produit, étant ancien, avait peut-être perdu de sa valeur; mais devant les analyses qui furent faites, il reconnut la fraude et s'excusa en disant qu'on avait oublié de le prévenir que l'essence devait servir à détacher. C'est surtout contre les falsifications des boules d'acier que les apothicaires nancéens entreprirent une campagne énergique. Voici un de leurs rapports à ce sujet :

« Les boules de Nancy avaient une si grande réputation, quand les apothicaires les préparaient et les distribuaient à l'exclusion de tous autres, que le royaume entier en faisait son approvisionnement en cette ville; les armées, les colonies françaises et étrangères n'en voulaient pas d'autres; à Paris même, les plus célèbres artistes étaient obligés ou de les tirer de cette ville ou de faire croire qu'elles en venaient.

On pourrait démontrer que cette branche serait la principale du commerce de la pharmacie, si elle obtenait la faveur qu'elle mérite de la part du ministre, mais l'expérience a prouvé que la cupidité des ignorants de toute espèce a surpris des privilèges et des faveurs qui ont occasionné le discrédit de ces boules; épiciers, tailleurs, charbonniers, cabaretiers, relieurs, huissiers, marchands de liqueurs, etc.,

etc., les contrefont à huis-clos et emploient l'urine, la bière, la lie de vin en place d'eau-de-vie, ou s'ils en mettent, ils prennent celle de mâres de raisins, reconnue pernicieuse pour les playes; au lieu de limaille d'acier artistement préparée, ils emploient la rouille, et même fondent publiquement au feu le fer avec le soufre, ce qui lui donne une qualité nuisible; d'autres y ajoutent du vitriol ou coupe-rose, de l'aloës et d'autres ingrédients qui d'un bon remède en font un très mauvais.

Les dangereux effets de ces remèdes adultères sont palpables, et malgré les affiches pompeuses de ces charlatans bourgeois, leur colportage et agiotage dans les auberges de la ville et dans les camps et armées, *leur vente au-dessous de la valeur intrinsèque* ne sert que dévoiler de plus en plus l'abus dans la nature et les inconvénients dans la pratique. » (Juillet 1757.)

Dans un autre rapport, on lit ce passage qui mérite d'être cité...

« L'alternative n'est pas difficile à deviner, dans peu de temps il n'y aura plus d'apothicaires sérieux en Lorraine, ou du moins que des gens qui en perdront le nom, et d'autres qui *en continueront ridiculement les fonctions.*

On voit, par exemple, ces ignorants en l'art, travailler tous leurs remèdes dans des mortiers de cuivre, en détacher un poison manifeste avec les ingrédients des remèdes. Tandis que des expériences et des raisons suffisantes ont déterminé les États les plus attentifs à la police générale, à bannir les instruments de ce métal, même à la cuisine.

Ne serait-il pas important au bien de l'humanité d'ordonner que toutes les pharmacies de Lorraine seront pourvues de mortiers de fer, de verre et de marbre. Le cuivre est dangereux, ce qui devrait aussi étendre cette mesure sur les distillateurs et confiseurs qui pilent l'alun et tous les ingrédients de leur liqueur dans des mortiers de cuivre... »

Enfin dans un troisième mémoire on trouve signalés plusieurs abus pouvant compromettre la santé et qui se rattachent par conséquent à la police de la pharmacie.

« Il est certain que plusieurs marchands épiciers font

pulvériser l'azarum ou racine de cabaret, purgatif très âcre et très violent et le mêlent avec le poivre. Chevreux, ancien botaniste de la Faculté de Pont-à-Mousson, est chargé de la récolte.

L'huile de pavot dite d'œillet est vendue pour l'huile d'olive et d'amandes douces.

Les confiseurs de Lorraine et autres personnes qui, par leur profession, font employ de sucre, ignorant les dangers de la santé et de la vie, emploient la gomme gutte, les cendres bleues, le bleu d'azur, les préparations de cuivre, les cendres ou chaux de plomb, tels que le massicot, le minium ou ce que l'on appelle Vermillon et même l'orpiment ; une ordonnance du lieutenant de police en date du 10 octobre 1742, sur nos observations a pourvu aux calamités qui naissent de ces abus, à Verdun, ville la plus commerciale en matière de ces sortes de sucreries.

Les apothicaires ont été préposés pour en faire la visite deux fois l'année.

Les épiciers droguistes ayant reçu par balles et tonneaux de la rhubarbe, du jalap, du quinquina et autres drogues, recueillent la poussière ou le grabot que le frottement a occasionné, même la vermoulure, ils la réunissent et la vendent en détail, pourquoi qu'il serait naturel et bien facile d'empêcher ces abus en leur défendant de vendre aucune drogue simple qui ne soit en nature, excepté pour la peinture et la teinture, sous telle peine qu'il appartiendra. »

Parmi les autres falsifications dont se rendaient coupables les épiciers, on trouve dans les registres de la maîtrise un élixir anti-goutteux qni n'était qu'un mélange d'huile et d'essence de pétrole ; des boules de Nancy renfermant de la limaille de fer, de cuivre et de suc de réglisse. Enfin une foule d'autres falsifications qu'il serait trop long d'énumérer.

Les Mandel, les Villemet, les Simonain et les autres maîtres qui signaient ces procès-verbaux n'étaient-ils donc que des gens ignorants et vils ?

Ne faut-il pas au contraire les regarder comme les gardiens vigilants de la santé publique ?

L'apothicaire lorrain apparaît comme un homme honnête et possédant toutes les connaissances scientifiques de l'époque où il vivait.

Loin d'être le serviteur obséquieux du médecin, il jouit de l'estime de tous les maîtres de la Faculté. Les ignorants et les charlatans se font sans doute la guerre ; mais les hommes instruits, pour témoigner le respect qu'ils ont les uns pour les autres, signent un acte d'alliance. Telle est la convention faite entre les maîtres médecins de Nancy et les maîtres apothicaires de ladite ville (le 20 avril 1651).

« Comme ainsi soit que les maîtres chirurgiens et les maîtres apothicaires de la ville de Nancy, ayant reconnu entre eux plusieurs abus qui se glissent au fait de leur profession tant dans la ville de Nancy que banlieue d'Icelluy, les uns anticipant sur la profession de l'austre et s'ingérant de ce qui n'est pas de leurs arts, au grand détriment et préjudice du public et de plusieurs malades qui en ont fait plainte et voulant ci-après y remédyer, conformément à ce qui est statué par leurs chartes, ils se sont assemblés ce jourd'hui daté ils sont tombés d'accord comme il suit :

SCAVOIR :

Que les dits chirurgiens se contenteront de faire de la chirurgie sans rien anticiper sur celle des maîtres apothicaires et respectivement les dits maîtres apothicaires de ne faire pareillement pour ce qui concerne leur art ; ne rien anticiper sur ce qui consiste la dite chirurgie à la réserve, cependant, néanmoins en faveur des dits maîtres chirurgiens qu'ils pourront fournir de la pharmacie en ce qui regarde leur famille et domestique et réciproquement. Les dits maîtres apothicaires auront la même liberté de pouvoir faire la dite chirurgie en ce qui concerne pareillement leur famille et domestique selon qu'il est plus particulièrement porté par leurs dits chartes.

Les dits chirurgiens et maistres apothicaires comparant ont promis d'entretenir et faire entretenir de part et d'autre à peine de 100 francs d'amande applicables à la Confrérie opposée de ceux qui auront délinqué, à savoir par exemple lesdits chirurgiens ayant contrevenu audit accord, l'amande

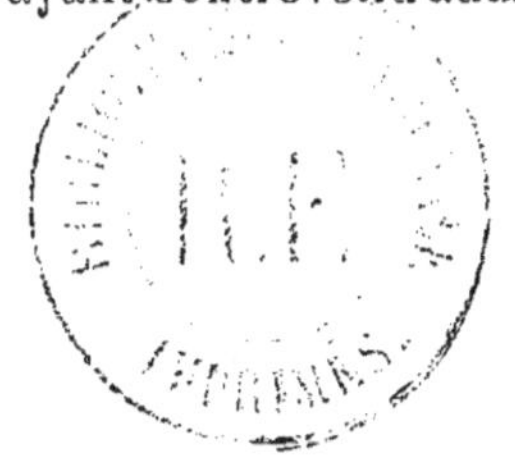

sera applicable à la Confrérie des apothicaires et réciproquement, ont tous lesdits maistres chirurgiens et maistres apothicaires promis et promettront d'avoir pour agréable cet accord et de l'exécuter de point en point aux peines qui dessus, et sous l'obligation et sous garant de tous leurs meubles et immeubles présents et advenir.

Fait et accordé à Nancy, au domicile dudit M. Thiéry, l'an 1651, après midi où les dites parties ont signé devant le Tabellion soussigné.

Cette convention n'a rien de surprenant, car de tout temps les médecins consciencieux se sont abstenus de vendre des médicaments ; chez les Romains déjà on méprisait souverainement le médecin marchand de remèdes.

L'exercice simultané des deux professions présente des dangers et peut amener des abus très graves ; en sorte que le médecin généralement très délicat pour tout ce qui touche à l'honneur, se refuse de vendre lui-même des remèdes.

Aujourd'hui il existe d'autres raisons pour empêcher ce cumul ; les sciences ont fait de tels progrès, que les médecins sont obligés souvent de se spécialiser, les uns traitant les maladies des enfants, les autres celles des vieillards ; ceux-ci s'occupant des affections des femmes ; ceux-là de celles des hommes. A plus forte raison ne peuvent-ils être chimistes, physiciens. Je me rappelle à ce sujet une mésaventure arrivée au début de la carrière d'un homme qui a su se faire un nom comme naturaliste et qui n'est plus de ce monde. Plus habitué à disséquer les plantes que le corps humain, il fit la ponction d'une femme enceinte ; ce fut sa première et sa dernière opération : depuis, ce médecin est devenu un botaniste des plus distingués de l'époque.

Par contre, un pharmacien doit s'abstenir absolument de faire de la médecine ; il peut à l'occasion donner un conseil hygiénique ou donner les premiers soins lorsqu'un accident se produit près de lui ; mais il n'y a rien de plus grotesque que le pharmacien ayant cabinet de consultations, cachant son ignorance par des mots pompeux.

Primitivement, le médecin, seul dépositaire des préceptes

de Galien, formulant des drogues les plus complexes, assistait comme témoin à la réception des chefs-d'œuvre de maître apothicaire, en sorte que l'aspirant, avant de recevoir son diplôme, promettait par serment de respecter ses maîtres médecins et pharmaciens. Il jurait en même temps, au nom de Dieu, de vivre dans la foi catholique, apostolique et romaine. Ce serment religieux a été surtout tourné en ridicule ; une fois prononcé, le maître était enrôlé dans une Confrérie, dont voici les statuts datés du 2 avril 1626 :

« Qu'au jour de la Nativité de Notre-Dame, 8e jour de septembre, il se célèbrera une sainte messe et solennelle, réunion des neuf heures du matin, en l'église des Pères-Cordeliers, ou autre désignée, où assisteront tous les maîtres apothicaires dudit Nancy, sous l'amande de trois gros et assisteront aux vêpres de la veille du jour, à peine d'un gros applicable au profit de la Confrèrie.

Le lendemain, au même lieu, on célèbrera une messe de *Requiem* pour les défunts confrères trépassés, où tous assisteront de même, à peine de deux gros applicables comme ci-dessus.

Tous les premiers lundis de tous les mois de l'année se dira une messe au même autel, où tous les maîtres assisteront sans exception, sous peine de deux gros d'amande.

Lorsqu'il décédera un maître ou la femme d'un maître, le corps de la Confrérie sera obligé de lui faire dire un service et assistera à l'enterrement.

Que pour subvenir aux frais luminaire, salaire des gens d'église, toute dépense pour ladite Confrèrie, paieront tout maître un franc et douze gros, payable audit jour de la Nativité de Notre-Dame, et comme il n'y a aucun fond pour subvenir auxdits frais, tous les maîtres donneront pour cette première année chacun deux francs.

Quand un maître désirera entrer dans ladite maîtrise, il ne sera reçu qu'en donnant quatre sous marchands, qui font seize francs.

Les amandes seront payées par ceux qui les auront reçues et à la première interpellation.

Tous lesquels deniers se distribueront entre les mains du maître de ladite Confrérie élu par le corps d'Etat et assemblé au logis de celui qui aura esté élu précédemment au plus de voix après qu'ils auront été resçu du collège, desquels deniers ledit maître rendra compte devant le corps ou partie d'iceluy.

Le maître étant élu de la façon prédite, choisira un conseiller pour adjuvant en le corps d'Etât et prendra en outre lesquels conseillers qui devront avec soin et charge de faire orner l'autel et tout ce qui sera nécessaire pour le bien de ladite Confrérie.

Que dorénavant aucun maître apothicaire ne recevra ni ne prendra aucun aprenti qu'il ne lui ait fait payer à l'entrée de sa maison huit francs, qui seront délivrés promptement audit maître, tant pour faire aumône aux pauvres compagnons passants dudit art, que pour subvenir aux frais de ladite Confrérie.

Il est aussi arresté que toutes les assemblées et conseils qui seront faits pour traiter les affaires au profit de ladite Confrérie, celui qui jurera, mutinera, querellera, l'agresseur en sera pour six gros et l'agressé pour trois gros s'il soutient.

Tous lesquels articles ci-dessus déclarés, les soussignés maîtres apothicaires à Nancy ont promis et promettent de par leur foy se soumettre, tenu et faire tenir et observer de point en point, de les tenir pour agréables et stables, sans jamais aller au contraire directement ni indirectement, sous l'obligation de tous leurs biens présents et futurs, en foy de quoy ils ont tous signé aux susdits présents articles, à Nancy, le 2 avril 1626.

Non seulement les maitres apothicaires étaient enrôlés dans une confrérie; mais ils se rendaient en corps à la procession. Primitivement, ils occupaient une place modeste; à partir de 1666, ils tenaient un rang bien plus honorable. D'après l'ordonnance du vingt-quatrième de juin « les confrères du Saint-Sacrement qui ne sont d'aucun corps de maitrise dans lequel marcheront médecins, apothicaires et chirurgiens » viendront aussitôt après *les pénitents*, *les hermites*, *les augustins, les dominicains, les tiercelins, les capucins, les minimes, les cordeliers.*

Le lien religieux qui unissait les maîtres apothicaires augmentait la confraternité, mais n'abaissait en rien leur caractère.

Sans doute, ils s'inclinaient devant le représentant de Dieu; mais quand le prêtre, sortant de sa mission, se transformait en marchand, ils ne craignaient pas de le rappeler à ses devoirs, alors même qu'il appartenait à la congrégation la plus puissante (celle des jésuites).

Telle fut l'origine des graves débats que je vais essayer de résumer.

Tout d'abord les pharmaciens voulant porter plainte devant ceux qui étaient chargés de faire respecter la loi prirent la délibération suivante : « Le corps des maîtres apothicaires étant assemblé au logis du sieur Beaulieu, premier juré, ont conclu et résolu de poursuivre l'instance qu'ils vont commencer contre les religieux de cette ville qui débitent des médicaments au conseil de S. A. R. Madame Régente et autre justice, s'il est nécessaire jusque à entier jugement et à cet effet avons donné plein pouvoir aux sieurs Beaulieu et Maury, premier et second jurés, qui veuillent bien se donner les soins à ce nécessaire et promettons de donner à chacun desdits jurés par jour pour les voyages à Lunéville qu'ils seront obligés de faire tant pour solliciter l'instance que pour autres choses nécessaires la somme de dix livres par jour. Et en outre promettons leur rembourser tout ce qu'ils auront de bourcé pour le procey intenté, sur les mémoires qu'ils en dresseront, promettons en outre que s'ils ont besoin d'autres que deux pour faire des voyages à Lunéville, nous nous obligerons d'y aller suivant qu'il sera délibéré. En foy de quoy nous avons signé au présent acte pour valoir et servir ainsi que de raison à Nancy le 20 novembre 1734. »

On n'épargne aucune peine, l'argent de la corporation est épuisé ; on va de M. de la Galaisière, chancelier de Lorraine, à M. Renauld, médecin du prince ; les promesses ne manquent pas et les résultats sont nuls. Alors on s'adresse directement à M. Visconty, général des jésuites, en son hostel à Rome.

Mon *très-révérend Père*,

« Les maîtres apothicaires de la ville de Nancy prennent la liberté de vous adresser leurs justes plaintes au sujet du sieur Villemet, apothicaire du Noviciat des jésuites en cette ville qui, au mépris de toutes les ordonnances, à la honte et scandale de la religion, se mêle de vendre et débiter des remèdes au public allant et venant en porter dans toutes les maisons, tenant boutique ouverte, hommes, femmes, filles et garçons tous vont chez luy et il va chez eux. Il fait lui seul plus de commerce que tous les maistres de la ville qui n'auront bientôt plus de pain pour nourrir leurs familles n'y de quoy payer à l'Etat les charges et les impositions, nous vous en supplions, mon très-révérend Père, d'interposer votre authorité pour faire cesser cet abus qui scandalise les bons, fait rire les méchants et ruine les apothicaires.

» Chassez ce marchand du temple du Seigneur, empêchez ce religieux, qui a renoncé au monde, de se livrer à la corruption et à la souillure de l'avarice. Si saint Chrisostôme a dit qu'un chrétien commerçant ne saurait plaire à Dieu, *mercator Deo placere non potest*, et qu'il faut le chasser de l'Eglise, *ergo propitiatur ab Eclesia* à plus forte raison un jésuite, membre de la corporation si sainte et si respectable; il la déshonore en oubliant son état. Car il est impossible qu'il eût le temps d'y penser, n'y de penser à Dieu, tant il est occupé.

» Les conciles, les canons et les décrets des saints pères n'ont défendu le négoce aux religieux que parce qu'il est bien difficile pour ne pas dire impossible d'y conserver cette pureté de mœurs si nécessaires pour l'édification du prochain, *In mercatura semper est aliquid inimicum virtute*.

» Qu'il se restreigne à ne fournir des remèdes qu'à sa maison du noviciat; qu'il n'ôte pas aux apothicaires de la ville un pain dont il n'a pas besoin et qui appartient aux seuls maîtres qui ont employé leur jeunesse et leurs argents pour se perfectionner dans cette profession et qui ont donné des preuves de leur savoir pour obtenir la permission de l'exercer.

» Mais le frère Villemet qui n'a jamais appris ce métier qui n'en a nulle tincture et, qu'à la faveur de sa robe et de la crédulité du public, fait de la maison d'oraison une maison de négoce. Il ne tiendra qu'à vous, mon Révérend Père, de le faire ressouvenir qu'il a fait un pacte avec Dieu et qu'il doit tenir son marché.

» Ayez donc la bonté d'ordonner que ce frère mette fin à cette irrégularité scandaleuse et qu'il laisse aux apothicaires de la ville, qui ont seuls le droit de vendre et distribuer des remèdes, un profit qui ne lui appartient pas et qui lui convient encore moins.

Nous espérons de vous cet acte de justice et notre reconnaissance égalera le respect avec lequel nous avons l'honneur d'être....

Nancy, le 3 j. 1752.

Cette lettre resta sans réponse, les Jésuites continuaient leur trafic et les apothicaires furent vertement blâmés par le duc François, roy de Jérusalem, duc de Calabre et de Gueldres, etc., etc.

Ce prince, en effet, déclara que les Jésuites ne faisaient de la pharmacie que pour arrester les exactions criantes des apothicaires de ladite ville, lesquels, aux mépris des ordonnances, vendent depuis plus de 23 ans des drogues surannées dix fois au delà de ce qu'elles coûtent.

« En foi de quoi un tarif nouveau sera imposé aux apothicaires et leur pharmacie sera soumise à un contrôle sérieux, et les Jésuites de leur côté continueront à vendre ce qu'ils voudront sans avoir de compte à rendre à qui que ce soit. »

Une violation aussi criante de toutes les lois semble abattre un instant les apothicaires qui recommencent la lutte à partir du mois de janvier 1761. Cette fois ils ont plus de force, car, de tout côté en France, on obtient des parlements des ordonnances contre les Jésuites qui n'en tiennent aucun compte. Le corps des apothicaires de Nancy réuni chez le sieur Mandel, premier juré, se décide à porter au révérend

Père général des Jésuites une nouvelle plainte contre le frère Villemet qui abandonne même son officine à un jeune homme sans expérience.

Voici la réponse du R. P. Laurent, général des Jésuites :

Rome, le 15 avril 1761.

C'est assurément contre mon intention que l'apothicaire de la maison du noviciat de Nancy porte à votre communauté le préjudice dont vous vous plaignez et il ne tiendra pas de moi, si un mal aussi grand que vous le présentez ne soit au plus tôt arrêté, j'écris à ce sujet ce qu'il convient, soyez persuadé, monsieur, que les supérieurs de la province exécuteront avec la plus grande fidélité à ce que j'ay le devoir de leur prescrire sur l'objet de vos plaintes et que dès lors il ne sera pas nécessaire que vous-même m'appreniez qu'on s'est conformé à mes intentions.

Je suis parfaitement, monsieur, votre très humble et très obéissant serviteur.

A la suite de cette lettre, le R. P. provential informe les maîtres apothicaires qu'il sera fait droit à leur réclamation.

La paix semble donc faite : le médecin ordinaire de la maison des Jésuites arrive en toute hâte complimenter le premier juré du résultat qu'il a obtenu, et comme preuve de la sincérité, il annonce que la cloche qui se trouve à l'entrée de l'officine des Jésuites vient d'être dépendue.

Ces promesses pouvaient être sincères de la part de celui qui les faisait ; mais elles ne furent point longtemps tenues. Les Jésuites continuèrent à débiter des médicaments, accusant toujours les apothicaires de vendre leurs drogues à des prix exagérés.

Quelles étaient donc ces fameuses notes d'apothicaires qui sont devenues proverbiales? je ne trouve absolument rien dans les archives des anciennes maîtrises qui puisse justifier cette accusation, au contraire, on remarque que le pharmacien végète et vit avec peine. Ces pauvres maîtres avaient tellement peu de ressources qu'ils ne pouvaient suffire aux frais de leur confrérie.

L'un d'eux, le sieur Mandel, sentant sa fin prochaine et

laissant un fils sans ressources, est obligé d'adresser une supplique pour obtenir l'autorisation d'avoir un gérant jusqu'au moment où son fils pourra être reçu à la maîtrise.

S'il n'avait obtenu cette autorisation, sa veuve et son fils auraient été réduit à la plus affreuse misère. Cependant cet homme avait été plusieurs fois premier juré et son fils deviendra un des pharmaciens qui, par leurs travaux, honorent la profession.

Afin de permettre aux pharmaciens de vivre bien médiocrement, on est obligé de diminuer le nombre des officines établies à Nancy. Au XVIIe siècle il était de dix, au XVIIIe il fut réduit à six par décret de Stanislas en date du 9 avril 1764.

En même temps, on retirait à l'apothicaire le droit de vendre des épices.

L'ordonnance du vingt-un avril 1777 est ainsi conçue :

« Les maîtres en pharmacie qui composent le collège ne pourront à l'avenir cumuler le commerce de l'épicerie, ils seront tenus de se renfermer dans la confection, préparation, manipulation et vente de drogues simples et compositions médicinales sans que sous prétexte de sucres, miels, huiles et autres objets qu'ils emploient et puissent en exposer en vente à peine d'amande et de confiscation, permettons néanmoins à ceux d'entre eux qui, à l'époque de la présente déclaration, exerçaient les deux professions de les continuer leur vie durant en se soumettant aux réglements concernant la pharmacie.

Les considérants qui accompagnent l'ordonnance de police de 1787 justifient pleinement cette mesure.

« La commission n'a pu sans frémir voir confondues des substances très dangereuses avec des aliments ou des remèdes, du sel de saturne immédiatement sur le thé, des cantharides sur le quinquina, du vitriol blanc sur le riz.

L'organisation de la pharmacie fut complétée par le décret de Stanislas du 15 mai 1552 créant à Nancy le collège de pharmacie. Ce collège est devenu plus tard *école secondaire de pharmacie;* là de nombreux élèves ont reçu l'enseignement d'hommes illustres dans la science, tels que les de

Haldat, Braconnot, Blondelot. Il est remplacé aujourd'hui par l'École supérieure de Strasbourg désorganisée par la funeste campagne de 1870. Heureusement que les maîtres distingués qui étaient à la tête de cette École, tenant à rester français, se trouvent encore aujourd'hui au milieu de nous (1).

A partir de l'annexion de la Lorraine à la France, les pharmaciens de notre contrée furent soumis aux lois générales qui ont été fixées par le décret du 17 avril 1791 et du 21 germinal, an XI, de la République. Ces décrets ont vieilli.

Avant la publication de la nouvelle loi appelée à régir notre profession, il n'est peut-être pas inutile de jeter un coup d'œil sur l'état actuel de la pharmacie.

Pour cela je n'ai qu'à m'inspirer des réponses de nos confrères à un appel fait par le Bureau de la Société des pharmaciens de Lorraine afin de connaître les parasites qui vivent à nos dépens.

Nous les voyons toujours les mêmes ; ce sont les empiriques, les épiciers, les sœurs, les charlatans et les faux confrères.

On pourrait croire que la civilisation plus avancée, que l'instruction plus répandue nous ont débarrassés de tous les empiriques. Il n'en est rien : les dormeuses, les somnambules, les tireuses de cartes et les rebouteurs sont plus nombreux que jamais et si tous ne vendent pas directement des remèdes, tous ont quelques formules secrètes qui se trouvent chez tel ou tel pharmacien leur complice. Le nombre des bonnes femmes qui possèdent quelques recettes merveilleuses ou qui débitent quelques spécialités seules vraies ou efficaces est toujours plus considérable.

Un confrère de Lunéville cite ces deux faits :

1° A Saint-Clément, petite localité sur la ligne de Lunéville à Saint-Dié, un brave paysan vend à toute la contrée des pilules de Morison, prétendant être le seul dépositaire de la bonne et véritable marque.

(1) L'École compte comme professeurs MM. Jacquemin, directeur ; Oberlin, directeur honoraire ; Schlagdenhauffen, de l'École supérieure de Strasbourg ; M. Delcominete, de l'ancienne École secondaire ; MM. Bleicher, Godfrin, Held nouveaux venus.

2° A Lunéville, depuis un temps immémorial, on trouve chez le concierge de la mairie la pommade de la veuve Farnier qui, pour cela, a pris le nom de pommade de mairie.

Que d'autres faits curieux j'aurais à signaler si tous nos confrères avaient répondu à notre questionnaire.

Le nombre des épiciers apothicaires est innombrable, ils sont même médecins, donnant des consultations, analysant les urines avec une audace qui n'a d'égale que leur ignorance.

Un herboriste de Nancy a une réputation tellement universelle qu'il ne laisse point de repos à la jalouse somnambule de l'endroit.

Bar-le-Duc possède également un épicier, médecin pharmacien, qui jouit de la confiance générale et qui, adoptant les préceptes de Molière : *Purgare et repurgare et clysterium donare*, prescrit à tous les malades des purgatifs de sa composition dont les effets sont merveilleux. A côté de lui, un confrère plus timide se contente de livrer au public, avec le poivre et la cannelle, des médicaments de toute nature.

Partout du reste, dans les Vosges, à Monthureux, à Mirecourt, à Plombières, dans la Meuse, à Verdun, à Consenvoye et les environs, à Fresnes, à Damviller, à Auvillers-les-Forges, dans les Ardennes, dans la Meurthe, à Narroie, Landre, Hevez, Jerouville, dans l'arrondissement de Briey, à Bernécourt, à Royaumeix, dans l'arrondissement de Toul, à Nancy, à Lunéville, partout en un mot, on signale de nombreux épiciers faisant de la pharmacie.

La concurrence la plus sérieuse provient des sœurs et des hôpitaux. A Nancy et à Toul, les hospices et les sœurs des bureaux de bienfaisance, depuis plusieurs années, ont cessé de vendre des médicaments ; mais il n'en est pas de même dans le reste de la contrée. Dans tous les villages qui environnent Nancy, Toul, Pont-à-Mousson, Lunéville, Verdun, Bar, Épinal, les sœurs ont une pharmacie ouverte.

Les pharmaciens de notre région ont souffert surtout de la concurrence qui leur est faite par deux hôpitaux. La vente annuelle au public de l'hospice de Bar-le-Duc dépasse

20,000 francs et la fourniture aux associations charitables est de plus de 6,000 fr. Les pharmaciens ont porté plainte, ont entamé des procès, ont multiplié leurs démarches, mais juges, maires, préfets, députés, ministres ont fait la sourde oreille.

Cependant, à la suite de ces nombreuses réclamations, on a cherché à se mettre à l'abri derrière un prête-nom, c'est-à-dire qu'on a remplacé une illégalité par une autre illégalité.

Ces abus se sont reproduits à Monfaucon d'Argonne. Notre confrère, M. Nickel, nous avait adressé contre les sœurs de l'hospice une plainte qui fut transmise à M. le directeur de l'école de Nancy. Grâce à l'énergie de M. Jacquemin et de M. le Procureur de la République, la pharmacie de l'hospice fut fermée pour le public. Et depuis, on essaie de tourner la loi en cherchant un gérant qui continuera l'œuvre des sœurs.

Quelques vétérinaires, diplômés ou non diplômés, sont signalés pour faire la pharmacie à Briey, à Auvillers-les-Forges, à Damvillers.

Il faut également reconnaître que depuis plusieurs années le nombre des médecins, exerçant la pharmacie, augmente considérablement. L'apparition des granules, des capsules et de toutes les spécialités, est la cause de ce trafic. Un médecin part pour soigner ses clients, emportant dans sa trousse quelques tubes de granules de différentes natures avec lesquels il traitera toutes les maladies. En agissant ainsi, il semble rendre un grand service aux malheureux souffrants ; mais trop souvent il n'administrera qu'un peu de sucre enveloppant une boulette qui ne contient que des doses insignifiantes de principe actif. Le médecin peut-il contrôler la valeur du remède qu'il fournit? Ses études l'entraînent d'un autre côté, le temps lui manque, il s'en rapporte à la bonne foi du vendeur Et il y a là, certes, un danger qui mérite l'attention des médecins eux-mêmes.

Je ne veux pas citer les noms de quelques officiers de santé qui sont indiqués comme faisant de la pharmacie ; la plus grande prudence est nécessaire dans les rapports, et la lutte ne ferait que nuire à la dignité et aux intérêts des deux professions. Cependant il m'est impossible de ne pas donner un témoignage de sympathie à notre confrère, M. Warin, de Fresnes-en-Woëvre, qui souffre la concurrence d'un médecin installé à deux kilomètres de son officine pour le ruiner en tournant la loi. Espérons qu'une législation nouvelle sera assez précise sur cette question pour lever toutes les équivoques.

En résumé, le pharmacien du XIXe siècle se trouve en face des mêmes difficultés que l'apothicaire du XVIIe et du XVIIIe siècles. Pour les vaincre il est désarmé, il lui manque cette force qu'avaient nos vieux maîtres, la confraternité.

Les parasites rongent la pharmacie et ce sont les pharmaciens eux-mêmes qui leur donnent les moyens d'existence. Un procès est-il intenté pour l'exercice illégal de la pharmacie, l'enquête démontre que c'est un pharmacien qui a fourni les drogues à ce parasite. Demandez à ce confrère pourquoi il agit ainsi? il vous répond : « Il faut bien vivre, mon voisin cherchant à m'écraser, adresse à tous mes clients des prospectus qui annoncent la vente au rabais des médicaments. »

Dans une des réponses adressées au Bureau de la Société, on remarque le passage suivant :

« Un jour, sur ma demande et par ordre du parquet, une perquisition a été faite chez un épicier de.. .. par le juge de paix, assisté de la gendarmerie. On a trouvé et saisi bien des choses de contrebande, bien des [factures] mais comme ces factures compromettaient certains pharmaciens influents, on a tout étouffé, et il a été rendu une ordonnance de non-lieu !

« Voilà la loi ! voilà le droit pour tous ! oui ! le droit pour les intrigants de tout oser; la loi pour les honnêtes gens de tout souffrir et de se taire. »

Avec une apparence d'exagération, il y a bien du vrai dans ce que vient de dire notre confrère. Ainsi la loi défend la vente des poisons sans ordonnance du médecin. Or, à chaque instant, une plainte arrive à la police tantôt au sujet d'un chien de prix qui a été empoisonné, tantôt au sujet de poules mortes subitement. Une expertise a lieu et montre dans l'estomac de ces animaux soit une boulette de strychnine, soit des grains de blé imprégnés de noix vomique. Fait-on une enquête, on trouve que c'est un pharmacien qui a fourni ces toxiques. Il y a certainement là une infraction sérieuse à la loi ; on s'est prêté à une vengeance mesquine qui peut avoir les plus grandes conséquences et cette infraction reste impunie. Le pharmacien audacieux enlève ainsi les clients de son confrère scrupuleux.

Un contrebandier ayant fabriqué des allumettes, après une perquisition on trouve chez lui des kilogrammes de phosphore. Qui a fourni ce poison ? Un pharmacien qui a eu grand soin de ne pas faire figurer cette vente sur ses livres ; le contrebandier est condamné à la prison, le pharmacien n'est pas inquiété et se rit de ses naïfs confrères.

La loi défend la vente des remèdes secrets, et jamais ils n'ont été produits en plus grand nombre, annoncés avec plus de bruit. On les vend au rabais, on les fournit aux épiciers qui en déviennent dépositaires ; ainsi on ruine la pharmacie, puis on réclame des lois pour la protéger. Mais à quel titre donc irait-on demander à une assemblée législative d'interdire à l'épicier de vendre telle ou telle spécialité, aujourd'hui que les privilèges sont abolis ? En conservant au pharmacien le monopole de la vente des médicaments, la société veut se mettre en garde contre les dangers qui la menaceraient sans cela ; or, aucun diplôme n'est nécessaire pour délivrer ces drogues dont on ignore la composition et dont on ne peut vérifier la pureté. Peu importe à la société qu'elles soient délivrées par le pharmacien ou par l'épicier.

A l'appui de quelles raisons ira-t-on demander également que le médecin n'emporte pas avec lui quelques tubes de granules dosimétriques s'ils sont spécialisés, c'est-à-dire livrés sans contrôle ? Aussi ne peut-on accepter l'association, même en commandite, d'un pharmacien avec des personnes étrangères à l'art ; car c'est par ce moyen que les pharmaciens des grands centres ruinent ceux de province en faisant arriver leurs spécialités directement aux malades, séduits, trompés par des réclames mensongères.

Ce ne sont pas de véritables frères qui se feront jamais les promoteurs de la spécialité qui abaisse la pharmacie et la mette entre les mains des épiciers et des médecins. Ce serait certainement la solution prochaine consacrée par la loi de l'avenir, s'il n'y a pas un arrêt dans la production de ces remèdes équivoques, si tous les pharmaciens ne se liguent pas pour combattre la spécialité.

D'où vient donc le mal que tout le monde est forcé de reconnaître ? Il résulte sans aucun doute du nombre exagéré des pharmaciens qui est tel aujourd'hui que pour vivre et avoir une clientèle, il faut employer des moyens tout à fait contraires à la bonne confraternité.

Après avoir dévoilé les plaies qui rongent notre profession, je voudrais indiquer un remède. Le seul qui me paraisse sérieux, consiste dans l'élévation du niveau des études.

Afin de tenir son rang dans la société, il est indispensable que le pharmacien possède le fonds d'éducation et tous les titres universitaires exigés de ceux qui veulent embrasser une profession libérale.

Pour être utile à ses concitoyens et mériter le monopole de la vente des médicaments, il importe qu'il connaisse toutes les sciences qui se rattachent à la pharmacie.

C'est par une instruction solide que l'on éloignera ces hommes qui, dominés par l'esprit mercantile, abaissent notre profession en employant comme moyen de concurrence des procédés peu délicats et toujours peu confraternels. C'est le seul moyen légal de limitation que l'on puisse employer.

Telles sont, je crois, les idées que s'efforce de faire triompher l'homme éminent qui se trouve aujourd'hui à la tête de la pharmacie française, et qui, par ses travaux, a pris une place honorable à l'Institut et à l'Académie de médecine.

S'il réussit dans ses projets, la pharmacie comptera encore de beaux jours, autrement notre profession est appelée à disparaître.

Vente des médicaments par des hommes sérieux et instruits, ou liberté de la pharmacie, telles sont les solutions qui s'imposent.

La délibération prise dans notre dernière réunion, prouve que les pharmaciens de Lorraine veulent rester les dignes successeurs de nos anciens maîtres.

J'espère que notre Société, qui remplace la vieille corporation, saura faire renaître les vrais sentiments de confraternité si nécessaires dans la lutte entreprise contre tous les parasites qui nous menacent.

(Extrait du Compte rendu des travaux de la Société de Pharmacie de Lorraine, 1882.)

Nancy. — imp. Paul Sordoillet, rue Saint-Dizier, 51.

NOTES DU MÊME AUTEUR

Action de l'iodure d'azote sur la glycérine, l'alcool et l'éther (Société des Sciences de Strasbourg, 1867).

Action du chloroforme sur l'ammoniaque quadrimercuriqne (Société des Sciences de Strasbourg, 1867).

Thèse sur l'urée au point de vue chimique et physiologique (École supérieure de pharmacie de Strasbourg, 1867).

Note sur les sels de chrome (Société de pharmacie de Paris, 1868).

Action de l'iode sur les savons (Société de pharmacie de Paris, 1868).

Étude sur l'ozone (Société des Sciences de Strasbourg, 1868).

Empoisonnement par le phosphore et l'arsenic (Société de Pharmacie, 1869).

Transformation des hydrogènes arséniés et phosphorés en iodure de phosphore et d'arsenic ; application aux recherches toxicologiques (Académie des Sciences, 1869).

Action de l'iode sur les gommes (Académie de Médecine, 1869).

De l'osséine des ossements fossiles (Société de Pharmacie, 1869).

De l'albuminerie (Société de Pharmacie, 1871).

Analyse du lait des vaches typhiques (Académie des Sciences, 1872).

Analyse de l'ergot du chiendent (Société de Pharmacie, 1872).

Action de l'iodure d'azote sur la gomme, l'amidon et l'albumine (Académie des Sciences, 1872).

Action de l'iode sur le sang des différents animaux (Concours pour le prix Brassac), 1er prix 1876.

Formation d'iodrydrate d'hématine dans la recherche des taches de sang (Académie de Médecine).

Recherches sur les falsifications du beurre (Académie de Médecine).

Recherches sur les falsifications des cires et des beurres employés en pharmacie (Société de Pharmacie de Lorraine).

Étude sur le café, le thé et les chicorées (Académie de Médecine et Société d'hygiène, 1879).

Note sur l'absinthe (Société française d'hygiène, 1880).

Note sur les caractères de la viande saine et altérée (Société de Pharmacie de Lorraine, 1881).

Note sur la Magnésie (Société de Pharmacie de Lorraine, 1882).

OUVRAGES DU MÊME AUTEUR

Étude sur le camp de Châlons (Toul, 1872. Couronné par la Société académique de la Marne).

Du vin (Paris, 1877, Asselin, éditeur. Couronné par la Société des sciences de Lille).

Du lait, de la crème et du beurre (Paris, 1878, Asselin, éditeur. Couronné par la Société française de l'industrie laitière et par la Société protectrice de l'enfance de Marseille).

Le café, la bière et le tabac (Paris, 1879, Asselin, éditeur. Couronné par la Société nationale d'encouragement au bien).

L'alimentation animale (Paris, 1882, Dunod, éditeur. Couronné par le comité médical des Bouches-du-Rhône et la Société nationale d'encouragement au bien).

SOUS PRESSE

Les épices, les aromates, les condiments, les sauces et les assaisonnements ; leur histoire, leur utilité et leurs dangers (Dunod, éditeur).

www.ingramcontent.com/pod-product-compliance
Lightning Source LLC
LaVergne TN
LVHW012019160826
845678LV00002B/928

* 9 7 8 2 3 2 9 6 6 0 2 2 6 *